www.thomassonnberger.at

Literaturliste:

AF201055

A.Einstein, Wikipedia
B.Mandelbrot, E.Schrödinger Wikipedia
J.Habermas, Theorie des kommunikativen Handelns
E.Kandel, Biologie des Geistes, Suhrkamp
D.Kahnemann, Spiegel.de, Wikipedia
Melatonin-info.org
Melatonin, M.Planck, R.Clausius, Vimana, Wikipedia

Thomas Sonnberger, Selbstorganisierendes Schlanksein
Thomas Sonnberger, Das Geheimnis der Klarheit
Thomas Sonnberger, Das geheime Leben der Hunde, Wölfe
Thomas Sonnberger, Das Geheimnis der Neuronensprache
Thomas Sonnberger, Awakening the Lioness
Thomas Sonnberger, Das Beste kommt noch, BoD
Thomas Sonnberger, Das geheime Leben der Pferde
Thomas Sonnberger, Das geheime Leben der Flüsse, Biber
Thomas Sonnberger, Der Magische Garten, Superraum
Gartentraum, BoD

Buch zum Seminar

Das geheime Leben des Herzens

Fitnessrate
Wunderzellen

Wir beantworten Fragen gerne auf:

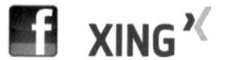

ISBN: 9783749429622
Herstellung und Verlag: BoD – Books on Demand, Norderstedt

Wunderzellen

Es ist gar nicht so leicht besser zu werden, denn drauf los therapieren geht gar nicht.

Die Züricher Christian Templin, Lutz Jäncke wiesen im European Heart Journal nach, dass das gebrochene Herz (Kardiomyopathie) im Gehirn beginnt.

Das Phänomen ist durch einen schwächeren Herzmuskel erklärbar. Im Gehirn werden die Emotionen, heißt, die Kontrolle unbewusster Körperfunktionen wie Herzschlag, Atmung und Verdauung schlechter verarbeitet, als bei gesunden.

Durch eine temporäre Schwäche des Herzmuskels bläht sich ein Teil des Herzens auf.

Wenn der Herzmuskel nicht richtig pumpt, wird er starr. Dahinter kann Mobbing, Verlust des Partners etc stecken. Anders wie beim Herzinfarkt ist kein Herzkranzgefäß verschlossen, sondern es besteht eine Pumpfunktionsstörung und Wandbewegungsstörung.
Obwohl es unterschiedliche Leiden sind, sieht das klinische Bild gleich aus ... Frauen sind davon eher betroffen.

Jeder kennt Beispiele, wo jemand therapiert worden ist, aber in den Keller.

Was tun..?

Ausgangspunkt sind Müdigkeit, Kurzatmigkeit oder Luftnot, unrichtiger Herzschlag.

Liegst du unterhalb des Übungsbereiches, dann erzielst du keine Effekte und die Übung wird langweilig. Ein Arzt hilft gerne.

Was steckt hinter

Unwohlsein, Schuldgefühlen?

Dahinter steckt die linke Gehirnhälfte, das lineare Denken, die uns mit den Bildern aus der Vergangenheit versorgt, der sogenannte Plan B der Zelle.

Das unterscheidet uns von der Maschine, die irgendwann den Geist aufgibt.

Der Mensch macht weiter.

Jedoch mit genetisch, richtiger Atmung, um einfach alle Möglichkeiten zu nützen,

Antwort des Gehirngärtners

In unserem Gehirn reduzieren die Mikrogliazellen Unnötiges, spüren beschädigte Neuronen auf, jäten Zelltrümmer, spüren beschädigte Neuronen auf und jäten Zelltrümmer.

Das Gehirn macht „liebend" gerne Platz für

• neue und
• starke, frische Leitungen

Unser Immunsystem belohnt die Optimisten. Auf alle Fälle verschlechtert Stress das Immunsystem. Denn auf den Rezeptoren der Immunzellen sitzen die Stresshormone.

Die Masse, der Stamm, die Mikrogliazellen bauen neue Nervenzellen, Verbindungen (Synapsen) auf, damit Kompetenz, Immunität und Souveränität entstehen kann.

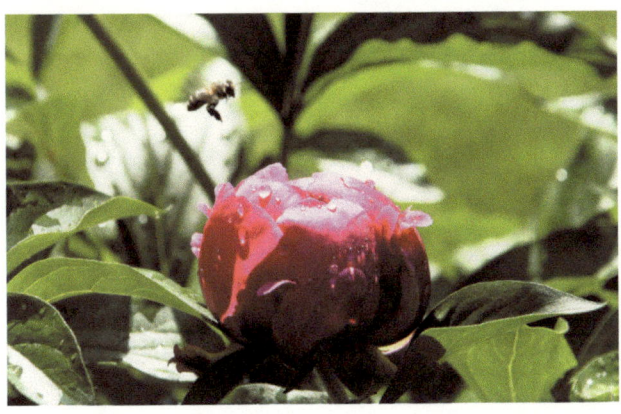

Wunderzellen

Wir haben afferente Nervenzellen, um wahrzunehmen (leicht zu merken, alles rennt zum Zentrum) und efferente Zellen, um auszuführen (Effe rennt zum Tor).

Wenn beide Zellen miteinander verbunden werden, um zu kommunizieren, sprechen wir von Neurinos; sonst könnten wir Begeisterung, das Gute im Leben, Liebe nicht abrufen.

Epigentik

Von den Bienen wissen wir, dass die Königin die genetisch gleiche Veranlagung, wie die Arbeiterbienen, hat, aber besser ernährt wird und zwar durch Gelee Royale. Das sagt noch nicht alles, aber es soll aufmerksam machen, was die Bienen bereits erprobt haben.

In der Natur genügt genug, der Mensch kann mehr.

Veränderung in der Natur
erfolgt durch Ästhetik

In der Natur spielt neben den prächtigen Kleidern der Tiere auch der Gesang eine große Rolle. Es ist der berühmte Caruso-Effekt.

Die Vogelweibchen achten sowohl auf den Klang der Stimme als auch auf die Varationen.

Offensichtlich haben Tiere in der freien Natur eine Ästhetik, will heißen sinnliche Wahrnehmung.

Wie wir von den Dirigenten wissen, verlängert das Bespielen des Körpers mit Musik das Leben, schärft Musik das Gedächtnis usw.

Seal the deal

Wir haben den Sauerstoff in der Luft noch nie gesehen, trotzdem brauchen wir ihn zum Atmen.

Was ist das Problem?

Deshalb habe ich die Theorie des unbestimmten Zustandes entwickelt, die besagt: Wenn der Körper nur zu 20 % belastet ist, täuscht sie uns die Zelle mehr vor, als es wirklich ist. Schmerz, ein Stechen kann schnell Chaos auslösen.
Auf alle Fälle möchte uns der Körper was sagen.

Zweifel, wenn wir ein Ping-Pong Gefühl wahrnehmen. Das was schmerzt ist die Einseitigkeit.

Die meisten Vorgänge in unserem Körper können wir willentlich kaum beeinflussen. Anders ist das bei der Atmung.
Diese können wir bewusst steuern. Da sich die Atmung in der Folge auf die Herzfrequenz auswirkt, können wir auch andere Organe beeinflussen.
Fast immer atmen wir unbewusst und hier ist auch das Problem.
Fast alle Menschen verlernen das richtige Atmen, merken es nicht oder haben es nie richtig gemacht. Klein kinder atmen richtig.

Mit Hilfe des Zwerchfelles beherrschen sie die Lunge. Davon später mehr.

In den Verstand kommt, was zuvor in den Sinnen war.
In der Pause erwacht die Liebe, die Seele des Genies.

Die englische Sprache hilft uns weiter. „Dis-ease"
kommt von „nicht leicht". Und Performen kommt von
formen.

Fang an, finde den Rhythmus und die Resonanz

Die Urzelle besteht aus Schwingung. Deshalb haben
die Dirigenten eine so hohe Lebenserwartung.
Die Erde ist durchlässig, damit sie dem Platzregen stand
hält. .

Durchlässigkeit ist die optimale Nutzung von Intelligenz und bedeutet Liebe verstehen.
Das kann tagsüber durch ein Gipfelerlebnis und
Resonanz mit Farbtönen (Musik, Malerei), Bewegung
oder Intervalltraining belebt werden.

Auch die Entscheidung (oder die Sicht) gehört dazu.
Denn Veränderungen können nur jetzt, in der Gegenwart erfolgen.

Der Golf- oder Elfmeterschütze atmet durch, atmet
wirklich tief durch, wartet ab, wartet wirklich ab, geht
ein paar Schritte, und Schwung. Den Sinn oder das
Glück in Kleinigkeiten zu entdecken, ist man selbst
verantwortlich, und nicht andere.

Resonanz durch Ästhetik

Klangrede
Essen in der Stille genossen, ist eine Klangrede.
Singen stärkt unseren Körper.

Kunst
ist die Kernübung für Passion und Optimismus.

In den Bildern von Rembrandt, van Gogh, Gauguin,
Renoir, Tizian, Miro etc können wir den Sinn in den
Kleinigkeiten entdecken.

Musik
wirkt doppelt erklärend, indem sie den Glauben an
uns stärkt und die Stimmung vorhersagt.

Kinder
sind lustig, sehr kreativ. teilweise grenzenlos.

Bücher
können unsere Grenzen erweitern und machen Menschen zu dem, was er ist.

Pendelbewegung
beim Faszientraining befreit die Energie.-)

Der Schlüssel zu den Zielen

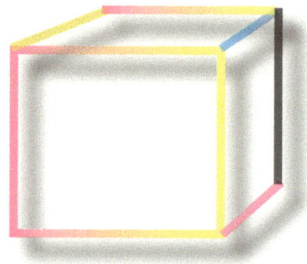

Das Wesentliche wird nicht hinterfragt, da klar ist, was es ist.
Wunsch: So mehr jetzt oder nie - gabs noch nie.

Wenn ich Glück hätte, Geld hätte, wenn ich einen Körper hätte, was würde ich tun? Das Gehirn versteht die Optionen nicht.
Das Gehirn versteht T-U-N; bewegen.

Beweis!
Ich werfe dir einen Ball zu, denn du wahrscheinlich fangen wirst. Das Gehirn macht alles, wenn es deins ist.

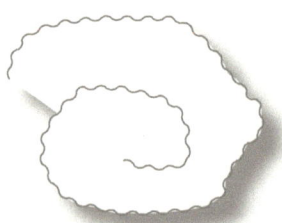

2) Darauf baut die lebendige, offene, suchende Linie auf. Diese Linie kann nach den Sinnen suchen.

Die offene Linie beinhaltet z:B. Freiheit, Zusammenspiel.

Der Goldschmied unzähliger Weltmeister und Olympiasieger hat einmal gesagt: „Wenn die Sportler im Kopf frei sind, können sie auch gewinnen."

Was ist richtig?

Kein Hypnotiseur kann hypnotisieren, sondern wir selbst vollbringen die Leistung.

Wir können das physikalische Gesetz auf den Kopf stellen, wenn wir den Bezugspunkt (eine neue Sicht) entdecken und ändern; siehe Erfinder, Artisten etc.

Popstars und Sportprofis

haben eines gemeinsam.

Sie können in kurzer Zeit eine gute Stimmung oder noch besser eine gute Reaktion, bewirken.

Die Natur, der Rhythmus in der Bewegung ist das Fundament des Denkens und der Resonanz sagen unisono Akademos, Platon und

Thomas Sonnberger

Das Zwerchfell
ist der Anfang der Heilung,

da es der Herrscher der Lunge ist.
Durch tiefes Atmen kommen wir zur fließenden Ruhe.

Das Zwerchfell spart gerne Energie, deshalb dauert es
einige Zeit bis du

* Freiheit und Klarheit fühlst
* mehr Atemluft bekommst
* die Sicht änderst

Am besten denkst du an die 3 Arten der Atmung

* Zwerchfellatmung
* Flankenatmung
* obere Brustkorbatmung

Dadurch kannst du die Atmung nützen, damit die Organe sich entgiften und ungeahnte frische verströmen.

Das geheime Leben des Herzens

Was tun?

Bringt der kleinste Dominostein den größten zu Fall?
Mit den Stimmungen ist es genau so.

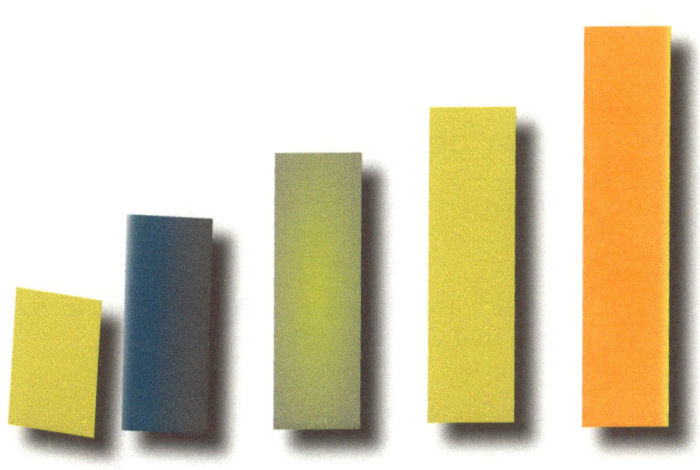

Du bist viel stärker.

Also, lebe das Leben, finde den Rhythmus, atme durch
und Schwung.

Was steckt hinter Unwohlsein, Schuldgefühlen?

Dahinter steckt der Plan B der Zelle.
Man kann auch Ping Pong Gefühl dazu sagen. Das unterscheidet uns von der Maschine, die irgendwann den Geist aufgibt. Wie gesagt, der Mensch macht weiter.

Von einem gesunden Rücken strömen gute Stimmungen in alle Organe

Im Tiermodell wurde bewiesen, dass Bewegung: Nerven, Muskeln und Gehirn stärkt.

Fischkörper:

Die älteste Bewegung stammt aus dem Wasser. Desto eher wir diese Bewegungen mit Freude lernen, um so besser.
Von einer genetisch, bewegten Wirbelsäule strömt gute Stimmung in alle Organe.

Was bremst uns so?

99 % unseres Ichs ist sozialisiert.

Als die Eisenbahn erfunden wurde, fuhr sie 35 km/h.
Die Leute fürchteten um ihre Gesundheit. Es hängt also, immer von Bezugspunkt (der Sicht) ab.
Ändern wir den Bezugspunkt, ändern wir auch die Energie. Immer.
Ob Innovationen, Einladungen, Naturerlebnisse groß oder klein sind, entscheiden wir selbst.

Emotionale Kompetenz:
Trauer macht uns hungrig. Ein Zeichen, dass wir den Gefühlsausdruck Trauer noch nicht verarbeitet haben.
Angst mindert den Appetit, damit wir laufen können.
Denn unter Stress „verengen" sich die Gefäße, entstehen unangenehme Gefühle, ein „Fluchtmodus" baut sich auf. Wenn wir die Gefühle nicht verarbeitet haben, kommt der Trigger (Auslöser um Anerkennung) dazu und wir graven (verlangen) nach .....
Wir wollen Handlungen rechtfertigen, harmonisieren, auch wenn es gegen unsere Einstellung ist. Dabei klagen wir uns an ... Vergiss es; denn jetzt ist glauben angesagt und wichtiger.

Wir sollen an uns glauben, denn alles, was wir erleben; deuten, interpretieren oder erdichten wir, auch Energie, Innovation und Glück.

Ernährung

Wasser ist das wichtigste Nahrungsmittel.
Eiweiß nährt, heilt die Organe, insbesondere die Muskeln. Durch die rasche Sättigung werden die Abwehrzellen (T-Zellen) gestärkt, Eisenvorräte, Bauchspeicheldrüse geschont.

Ballaststoffe fördern die Enzyme, die für den Stoffwechsel verantwortlich sind.

Auch der alte Spruch: „Frühstück wie ein Kaiser und Abendessen wie ein Bettler", stimmt immer noch.

Oha! Was tun ...?

Das Problem ist bekannt.

Wir schlendern, tun etwas anderes, als wir wollen. „Du kannst es nicht. Du schaffst es nicht", kann auf den ersten Blick wahr sein, aber wenn ich es mir nicht erklären kann, entstehen Zweifel, Ängste, Ödnis, Depressionen.

Auch, wenn es um uns herum YouTube und Facebook gibt – nach der Vielfältigkeit menschlichen Verhaltens, Innovation und majestätischer, entspannender Bewegungen sollen wir fragen.

Wir sprechen von Souveränität, wenn die Kraft von mir aus geht. Kompetenz bedeutet, dass ich es ändern kann. Und Immunität ist mein Anrecht auf das Grundrecht.
Wenn das Zwerchfell erwacht, ändert sich alles, und die Wirklichkeit beginnt zu leuchten. Gleichzeitig wird das Herz souverän, es möchte nicht eingesperrt sein und hilft alte Themen abzuschließen.

Fitnessrate

- Stimulanztyp: Wenn etwas möglich ist, dann lass uns was unternehmen.

- Dominanztyp: glaubt an sich

- Balancetyp fühlt durch das Zwerchfell die Kraft aus der Mitte, Zeiterfüllung, Genuss, Regeneration

Die Biene als Vorbild

riecht, fliegt, sammelt und genießt.

Wenn die Biene in Gefahr ist, kann sie auch nur glauben, dass sie da raus kommt.

Auch wenn die Biene Umwege fliegt, ist das nicht nutzlos, sondern dient der erweiterten Ortskenntnis.

Wenn sie (tausende Bienen) zum Bienenstock fliegen: tanzen sie, um sich zu verständigen.

Was können wir von den Bienen lernen?

Das Summen zum Beispiel.

Die Stimme ist die Visitenkarte der Biene

- Kopfton
- Brustton
- Bauchton

Blumen, Poesie, Musik inspirieren

Say it, pray ist

- Freude, die heller als die Sonne ist
- Kraft und Würde, die so stark ist wie die Natur (der Sturm). Das stärkt.
- Genuss, erfüllte Zeit

Kommunikation ist nicht gleich Kommunikation. Aus Kommunikation wird Routine.
Kommunikation besteht auch darin, die Werte zu erkennen. Kleinigkeiten wie eine Blume, ein Lächeln machen Sinn.

Wer lacht - hat Macht. Humor funktioniert immer, wenn wir die Versöhnung parat haben,

Kalender

Inhaltsverzeichnis

Datum

- Ideen
- Kommunikation
- Ziele, die ich erreichen kann

Zeichen

- Kreis: Die Sache ist rund, klar
- Dreieck: Ich kenne 3 Punkte
- Rechteck: Unklarheit, das Ziel ist fern

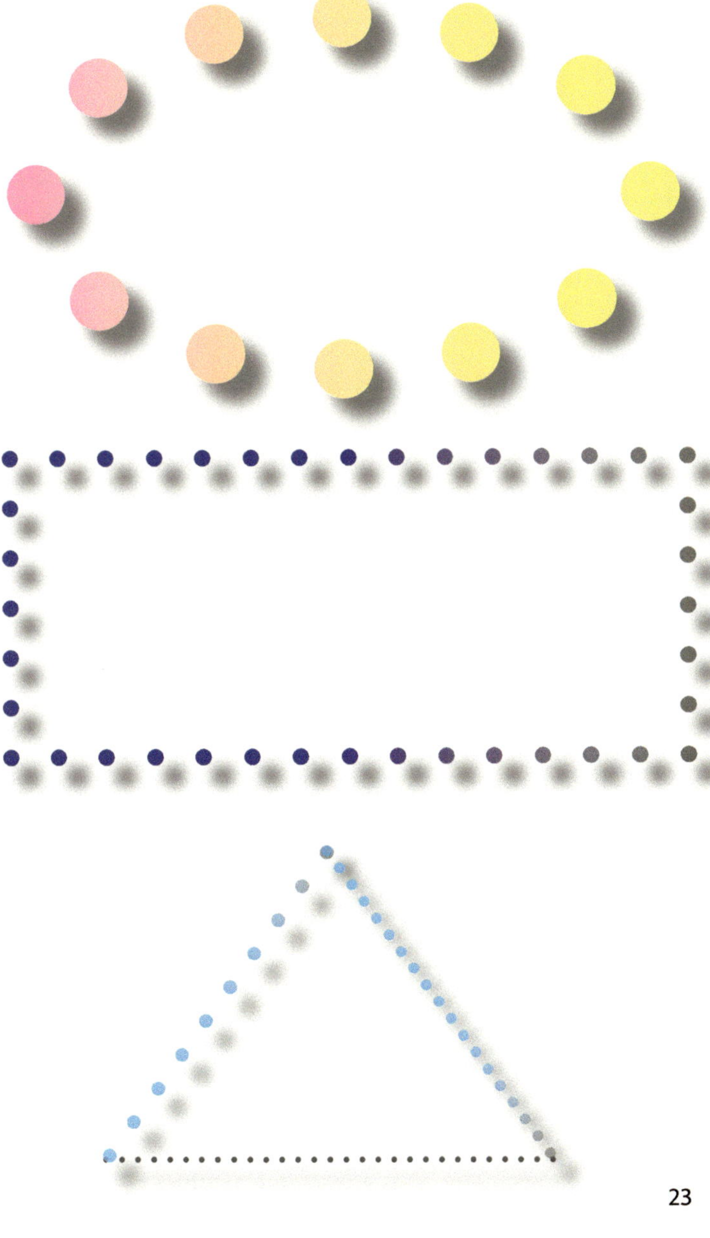

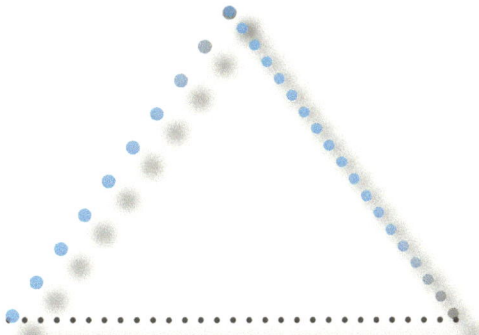

Tage

1
2
3
4
5
6
7
8
9
10
11
12
13
14
15
16
17
18
19
20
21
22
23
24
25
26
27
28
29
30
31

Infos: Das Beste kommt noch, BoD

Strategien zum Kalender (Bullet) und zum Zusammenspiel

Mathematisch gesehen besteht eine Strategie aus

- Plus (vorwärts) * Schwingung
- Minus (rückwärts) und
- Null (Platzhalter)

Nach dem oder vor dem Zusammenspiel, deiner Übungen ordnest du deine Strategie: den Symbolen oder den Zeichen zu.

Denn die Strategie macht dominant.

Die Symbolsprache ist die Gehirnsprache, mit der wir direkt kommunizieren können, das heißt, nichts wirkt schneller als ein Symbol.

Ich kenne viele Weltmeister, Olympiasieger und Extremsportler; aber sie haben einiges gemeinsam, sie sind

- sie machen aus einem Tiger keinen Esel.

„Es ist meins, meins, meins", sagen Spitzensportler und beschreiben damit ihre Liebe zmm Sport.
Der schätfste Zahn des Tigers ist seine Geduld.

Smart Profi

Entdecke die Welt

Balance

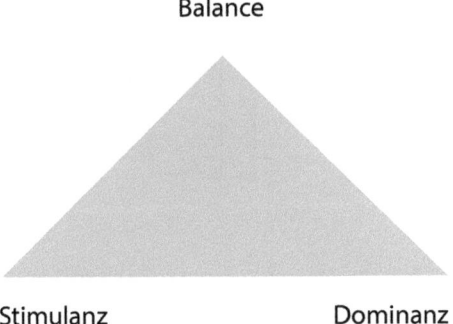

Stimulanz   Dominanz

RESONANZ

Humor stärkt sogar das Immunsystem

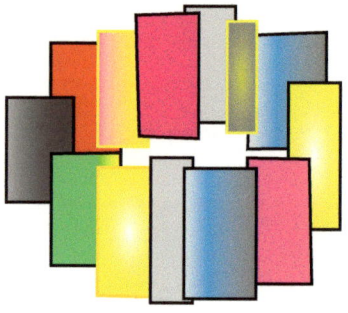

Das Bewusstsein ist da

Was in den Verstand kommt, war zuvor in den Sinnen.

Es genügt, also, den Blues zu fühlen, um die Musik des Wunsches zu bekommen ...Stimmung stimmt.

Orange, Urlaub

Wenn du eine Organge aufschneidest und ein Stück davon in den Mund nehmen. Was ist in deinem Mund passiert? Spürst du, wie dir das Wasser im Mund zusammenläuft? Konntest du die Orange schmecken? Dein innerer Sinn wurde gespeist mit dem Bild der Orange, die objektiv gar nicht vorhanden war.

Und doch hat der Körper reagiert und Speichel produziert, als ob das Bild als Impuls von außen gekommen wäre.

Was wir sehen, ist da.

Leadership (Führungsqualität)

Was tun bei schwierigen Mitmenschen?

• Stimulanz: Wenn man Angst hat, kann man vorerst zur Seite treten, tief durchatmen, pausieren, eventuell spazieren gehen, damit man ruhig und bestimmt, wird.

• Dominanz: Einstellungsänderung durch Führung (act leader!) Kontrolle der Situation und entsprechende Geduld. Der zweite Schritt ist die Annäherung, wie schnuppern, berühren, um dir selbst und dem anderen Menschen zu beweisen, dass die Situation ungefährlich ist. Den Namen des aggressiven Menschen nicht bei einer Abwehr nennen, da der Name bei einer positiven Ansprache an Wert verliert, verlieren könnte.

• Balance: deine Entspannung ist seine Entspannung, freundliche Begegnung

Protection of your mind

Übung:
  Grube, Nachteil
  Das kann der Vergleich mit gestern oder sonst eine
  „eigene" Geschichte, sein ..., linke Gehrinhäfte

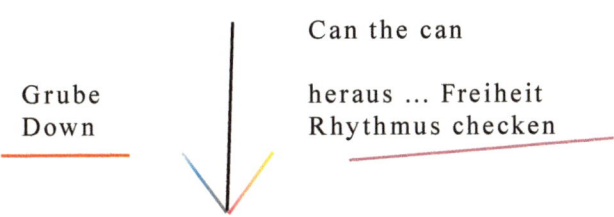

Grube   Can the can
Down
               heraus ... Freiheit
               Rhythmus checken

Kann man auf Wasser gehen?
Ja.
Der Wasserfliege gelingt es auf dem Wasser zu ge-
hen, da sie die Oberflächenspannung nützt.

Rechte Gehirnhälfte:
Lassen wir die richtigen Sinne, Ideen zu?

Konzentration

Große Maler wie Picasso, van Gogh und Piet Mondrian haben in Wirklichkeit nur ein Bild gemalt. Van Gogh hat in seinem Gemälden im der das Spiralmuster und Piet Mondrian hat das Linienmuster, verwendet. Picasso war ein Jahrhundertmaler und vielseitig.

Denn am Stil erkennt man den Maler.

Ziele erreichen - Male dir eine düstere Zukunft aus

Denke dir Jahre oder Monate in die Zukunft. All die Monate/ Jahre haben sich nicht geändert, die Maßnahmen nicht umgesetzt und die Ziele nicht erreicht. Diese Strategie kannst du bei einer Pause einsetzen.

Was werde ich dadurch nicht haben in meinem Leben?

Mentale Basis

- Stimulanz: Bewusstsein ist die Seele
- Dominanz: Glaubwürdigkeit, Schwung
- Balance: Ernte, Zeiterfüllung, sagen, was man
  sehr liebt!

Dieser Gedanke bekommt eine Form.

Dumme rennen, Weise gehen durch den Garten.
(Rabindranath Tagore)

Ich habe auf der Umschlagseite Sonne und Wolken als Bild gewählt. Wir freuen uns über jeden Sonnenschein, aber auch der Winterstimmung hat seinen Reiz.

Wie stark ist dein Reflex in der Natur, um

- reaktionsfähig zu sein
- Denkmuster und Fähigkeiten zu durchschauen
- nachhaltige Ergebnisse zu erreichen?

Wenn eine Arbeitsstätte, das Institut oder die Wohnung nicht funktionieren, dann hängt das von der Wahrnehmung und folglich von der Reaktionsfähigkeit ab.
.

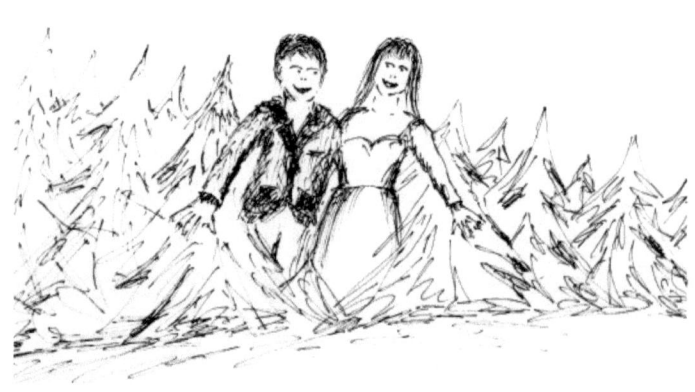

Schwingung, Resonanz, Rhythmus

Die Räume sind die Essenz, die Schwingung, die biologische Grundlage, des Menschen.

Dadurch entsteht der endogene (innere) Rhythmus.

Was ist zu tun?

- Stimulanz: Einerseits erzeugt Freiheit: Energie
- Dominanz: Andererseits erzeugt ein Kontrastprogramm (neue Sicht) auch Energie oder
- Balance: aktiv regenerieren aus der Mitte

Der Hypnotiseur kann nicht hypnotisieren, sondern wir selber vollbringen die Leistung.

Damit sind die letzten Zweifel über die Vernetzung der Sprache mit dem Wissen ausgeräumt. Deshalb macht der innere Dialog den Erfolg aus.

Also, ob wir negativ oder positiv denken ist egal, die Selbsteinschätzung hat einen enormen Einfluss auf die Leistung, Stimmung und Pflege.

Ursache
statt Symptom behandeln

Manchmal läuft das Leben in einer Endlosschleife,
Ärger klärt sich nicht. Das ist unbefriedigend.
Das macht auch nicht glücklich.

Auch Profis kennen das Problem.

Die Realität ist nicht nur im Äußeren, sondern im In-
neren.

Das schafft Klarheit.

Deshalb behandelt das Buch die Lücke in der Innen-
einrichtung, der Ernährung und im betrieblichen
Gesundheitswesen.

Dominanz: Inspirating

Egal ob Sportler oder künstlerische Maler, wenn sie anfangen, können sie gar nicht so schnell aufhören.

▲ Stimulanz: Bewusstsein hüten

• Humor ist das beste Antistressmittel.

▲ Dominanz: Rhythmus, Inspiration

   Das Zwerchfell ist der Herrscher der Lunge.
   Die Atmung verteilt die Energie im Körper. Durch die neue Energie im Körper erhöht sich die Atemluft, Herz, Bauch, der Körper werden frei.
   Ausführung ist.

▲ Balance: Ausgewogenheit,

• Durch die Balance halten wir Kontakt zur Umwelt.

Warum in die Ferne scheifen - das Spa ist so nah

Unglaublich aber wahr, betörende Düfte bestehen nur aus Zimt und Vanille. Düfte sind das Spa für den Menschen und das Informationskraftwerk für Ameisen.

▲ Stimulanz-Duft: Rose, Orchidee, Veilchen, Pfirsich
▲ Dominanz-Duft: Bergamotteöl, Moschus, Pfeffer
▲ Balance-Duft: Zedern-, Sandelholz, Patschuli

Wenn die Energie abnimmt, kann das Inhalieren von Düften, zum Beispiel von Lavendel und Sandelholz, die Zellteilung fördern, die Blutchemie und die Genetik eines Menschen derart verändern, sodass er sich bei sich fühlt. (Daniela Busse, Hanns Hatt, Uni Bochum)

Ameisen sind Meister der Logistik.

Sie markieren die Wege mit „zauberhaften" Duftstoffen, organisieren Zusammenarbeit und transportieren das 40 fache ihres Körpergewichtes.

Nicht nur der Duft ist das Betörende, sondern die Energie ist das Phänomen!

Wer die Natur versteht: versteht

Dumme rennen, Weise gehen durch den Garten.
(Rabindranath Tagore)

Ich habe auf der Umschlagseite Sonne und Wolken als Bild gewählt. Wir freuen uns über jeden Sonnenschein, aber auch der Winterstimmung hat seinen Reiz.

Wenn eine Arbeitsstätte, das Institut oder die Wohnung nicht funktionieren, dann hängt das von der Wahrnehmung und folglich von der Reaktionsfähigkeit ab.

Wie stark ist deine Freude und dein Rhythmus, wenn du die Natur spürst?

Was das Hirn mag, nicht mag

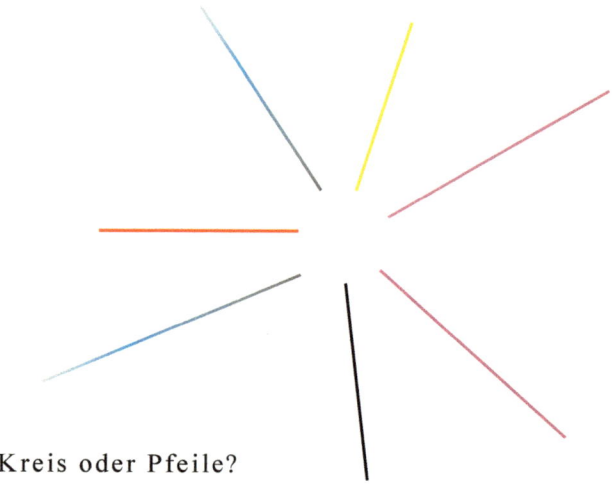

Kreis oder Pfeile?

Was das Gehirn nicht mag, Komplexität.

Die linke Gehirnhälfte sucht Bilder aus der Vergangenheit, verleitet unter Umständen zum Grübeln. Die rechte Gehirnhälfte hilft uns gerne mit Kreativität. Top

Die Kunst, eine Wildkatze zu sein

In der freien Natur gibt der Panther in der Go-Strategie alle Kräfte, um sein Ziel zu erreichen.
In der Stopp-Strategie bleibt der Panther nach nur wenigen Schritten stehen, denn Kräfteentzug durch Stress kann sich das Tier nicht erlauben.

Emotionen wirken supraneuronal,

ohne Reibung

Emotionen sind die Hauptdarsteller unserer

Untersuchungen, weil

- Spiel, Klarheit, Bewusstsein (Stimulanz): die Basis für Dominanz, Ausführung sind

- Dominanz, das Wesentliche ist und „nicht" mehr reflektiert werden muss, da es einfach ist

- Durchlässigkeit (Balance): die Intelligenz optimal nützt

Autoweltmeister

kann man werden, wenn man

- positive und
- negative Gefühlsregungen sortiert und loslässt,
  tief durchatmet, um das Beste zu geben

In welcher Welt lebe ich?

Du fragst nach den Rosen
Lauf vor den Dornen nicht davon
Du fragst nach dem Geliebten
Lauf vor dir selbst nicht davon

Rumi

Energiewesen nützen die Räume

Die alten Griechen verehrten Eros, Gott der Liebe, um Hindernisse zu überwinden.

Wenn ich an mich glaube, kann ich mit dem Training beginnen.

Falls die potenzielle Energie sinkt, sind Pausen angesagt, um den Körper mit Seele zu befüllen.

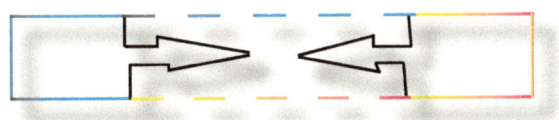

Wie lange möchte ich die **Beziehung** *und den Beziehungsraum ungenützt lassen?*
Deshalb nützen wir alle den Raum.

Länger fit,
denn es gibt mehr als wir: sehen

- Prinzip
„Musik wirkt doppelt erklärend, indem es den Glauben stärkt und die Stimmung vorhersagt".

- Prinzip
Im Schlaf heilt und repariert das Melatonin die wichtigsten Organe.

- Prinzip
Das Zwerchfell ist der Herrscher Lunge. Das begründet alle Formen von Optimismus und Energie für weitere Organe.

- Prinzip
Wir sind, was wir glauben, auch der Placebo.

- Prinzip
In der Gegenwart erfolgt einfach alles. Fühle es.

We fligh, so high

- Wording heißt übersetzt Formulierung, damit ist belegt, dass die Sprache, der Dialog, formt .., „performt".

- Wenn ich bei einem physikalischen Körper die Richtung ändern möchte, muss ich in die Energie investieren; ansonsten bewegt sich der Körper Richtung Magnetismus ..., Gravitation.
  Bei meinem Körper ist es ähnlich.

- Der Nacktmull kann 18 Minuten ohne Sauerstoff leben, da der Stoffwechsel funktioniert.
  Auch totgeglaubte Zellen erwachen im Labor zum Leben, wenn der Stoffwechsel angekurbelt wird.
  Durch die Ballasttoffe kannst können wir den Stoffwechsel, die Enzyme, ankurbeln.

Ein Bild spart Energie

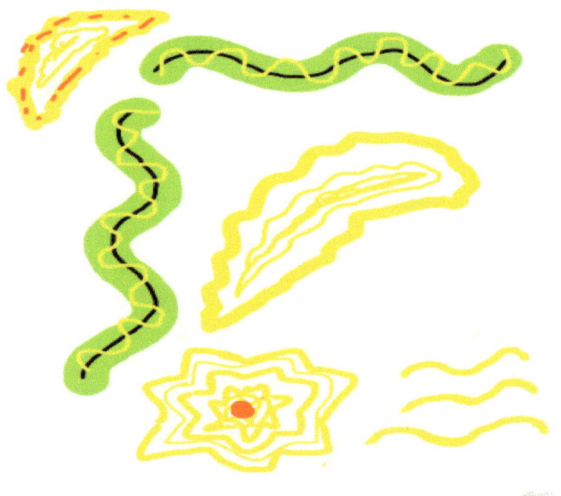

Boud merry, Love is coming back, O Fortuna, Oh-ooho, Grow Jonny grow,

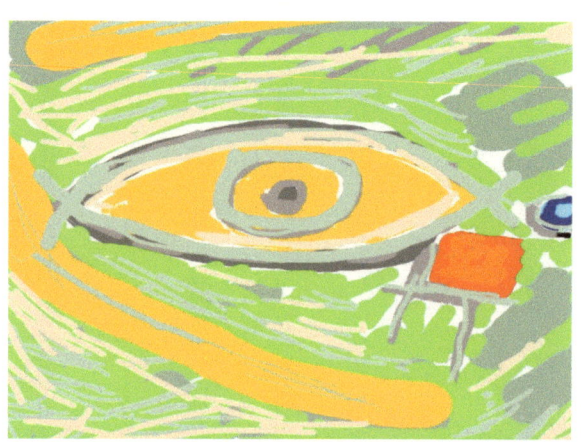

Eye of the cat

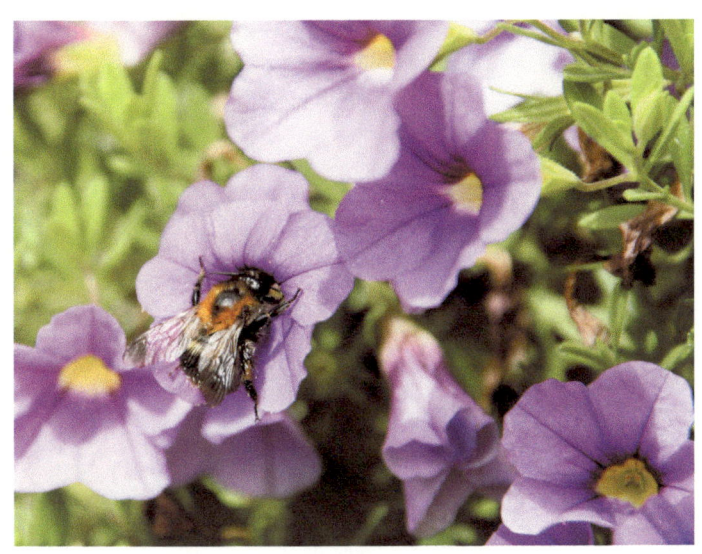

Vorbild Biene für Slapstick, Hawaitanz

Wenn Arbeiter-Bienen fruchtbare Nahrungsquellen entdeckt haben, verständigen sie mit tanzenden Bewegung die Bienen im Stock.

Schmetterlinge, Hummeln sind auch wichtige Bestäuber, leben aber nicht in so großen Gemeinschaften wie die Bienen.

Die multisensorische Intelligenz der Pflanzen und Tiere zeigt uns, wie man Licht, Wasser und Rhythmus nutzen kann.

Kapitel 1

Stimulanz

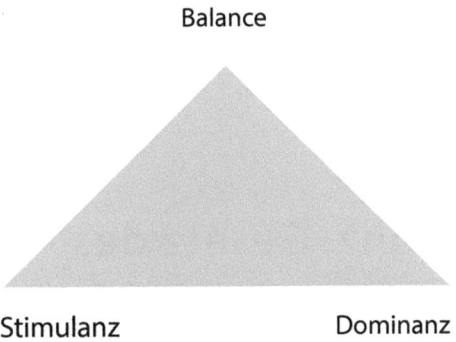

Balance

Stimulanz   Dominanz

EINGANG, SOZIALRAUM („WOHNZIMMER")

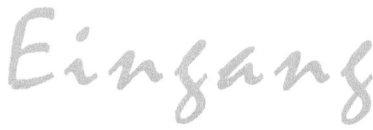

Eingang

Wie sieht der Weg zu meinem Entfaltungsprozess aus?

Der Eingang inspiriert zu Kreativität und Entwicklung.

Stimulanz: Gesetz des Anfangs

Erleuchtung oder Lichtmatsch

Vom Licht hängt ab, wann wir müde werden, einschlafen, frisch und munter sind, aber auch die Körpertemperatur und viele Rhythmen hängen vom Licht ab. Die Top-Trainer trainieren die Fußballspieler, solange sie das Feuer (Licht) der Begeisterung weitergeben können.

Am Abend brauchen wir rotes Licht wie beim Lagerfeuer und in der Früh blaues Licht wie es normalerweise vorkommt. Zum Tanzen passt gedimmtes Licht, damit unsere innere Qualität zur Wirkung kommt.
Licht ist ein Lebensmittel, Motivationsmittel und ein Rhythmusmittel.

Wohnzimmer

Wie sieht die Energie der Freude aus?

Soziale Gegebenheiten, heißt Gastfreundschaft, spiegeln sich im Wohnzimmer wieder. In der Wirtshausstube, für manche das Wohnzimmer, treffen sich die Menschen zur Unterhaltung, zum Gedankenaustausch, zu Symposien. Bei Neuplanungen steht das Wohnzimmer als Wohnoase oft an erster Stelle.

Warum?
In den meisten Wohnzimmern ist kein Humor spürbar. Durch den Humor können Konflikte ausgeheilt werden.

Begeisterung (Feuerwerk) ist der Antagonist des Wassers, des Meisters des Potentials, der Langsamkeit und der aufmerksamen Ruhe.

Wie werde ich empfangen?

In der Antike stand der Gast unter dem Schutz des Gottvaters Zeus.
Die Form des Tisches bestimmt die Ordnung. Den Vorsitz hat, wer den Kontrollblick, Überblick besitzt, die Aufmerksamkeit auf sich zieht und geschützt zur Wand sitzt. Die Hinterbänkler, wie der Name schon sagt, sitzen hinten.

Kapitel 2

Dominanz

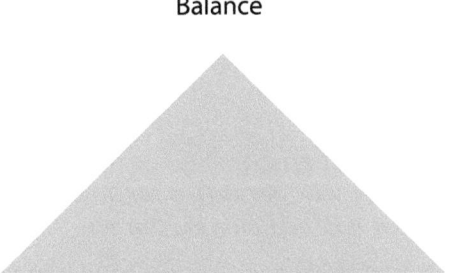

KÜCHE, BAD

„ARBEITSZIMMER"

TRAININGSRAUM

Badezimmer

Für die Römer hatte das Bad nicht nur eine reinigende, sondern eine heilende Wirkung. Im Sinne der Römer ordnen wir das Bad der Dominanz zu.
Das Wasser ist flexibel, anpassungsfähig und ändert ständig seine Form.
Wasser als Element ist die Basis der Kunst, des Spiels und der Sprache.
Bin ich beweglich?

Bin ich seelisch befreit?
Fühle ich mich wie getauft oder neugeboren? Kann ich, wenn ich will, auch spielen wie ein Kind?

Im Christentum befreit die Taufe, und in vielen anderen Religionen gibt es rituelle Bäder. Deshalb ist das Badezimmer der Ort des Loslassens. Wasser symbolisiert: Langsamkeit, Selbstvertrauen, Festigkeit, Potenzial, denn es umfließt jedes Hindernis und ist stärker als Stein.

Fühle ich mich gefestigt?

Wasser beruhigt das Herz, festigt Körper und Persönlichkeit. Dadurch verschwinden Unpässlichkeiten.
Wasser ist der Antagonist des Feuers, des Meisters der Verschmelzung.
Jeder Wassertropfen enthält die Weisheit des Ozeans.

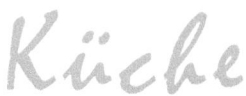

Küche

Genuss ist unbewusster Luxus und Antidrepessiva zugleich. Überfluss ist kein Genuss.

Mittelpunkt jeder Küche ist das Feuer. Das Herdfeuer ist der größte Schatz der Versorgung. Das Feuer war heilig und wurde den Göttinnen gewidmet.

Im welchen Teil meiner Wohnung bin ich kreativ?

Leicht erfassbares macht glücklich, deshalb macht das Lernen Spaß, wenn es selbst gestaltet werden kann.

Kreativität
- Maronisuppe oder Topinambursuppe mit Feigen
- Maissuppe mit Haselnuss und Kresse
- Linsensuppe mit Marille oder Maroni

Den Körper richtig begegnen

▲ Stimulanz: Greifbare Schritte machen Ziele mit Freude zur Wirklichkeit ...

▲ Dominanz: Überzeugung
Der Hypnotiseur kann nicht hypnotisieren, sondern wir selber vollbringen die Leistung. Spirituelle Neurologie ist die höchste Form des Denkens, wenn es ein neues Bewusstsein schafft.

Ein Querschnittsgelähmter und ein Lottogewinner können gleich glücklich sein und die Seele durch den Glauben erweitern.

▲ Balance:
Die Verallgemeinerung dient zur raschen Erledigung einer Situation, andererseits kann sie die Realität auf den Kopf stellen.

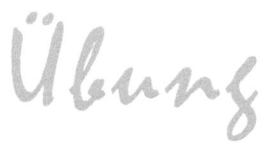

Übung

Kreative Entwicklungen brauchen Raum und Zeit.
Durch die Kreativität reifen die Ideen zu Form und
Inhalt.

Das Wie ist entscheidend. Wie kommt ein Projekt
ins Laufen? Wie informiere ich mich?

Wie arbeite ich in der Gruppe?

In der Gruppe kann der Spaß größer sein.

Kapitel 3

Balance

Balance

Stimulanz   Dominanz

SCHLAFZIMMER
„ZEITERFÜLLUNG"

Schlaf ist das A und O

Schlaf ist wissenschaftlich gesehen ein Jungbrunnen,
ein erfolgreicher wirtschaftlicher Faktor und privat.
Tagsüber hilft, heilt und stärkt uns das Sonnenlicht.
Erfolg hat mit Körper und Licht zu tun. $E = m*c^2$

Frühstück bei Sonnenlicht; und öffnen Sie Fenster
oder Türen. Es genügen fünf bis fünfzehn Minuten
Licht, um das Vitamin D zu vermehren.

Morgens: blaues Licht heilt, bewirkt Aufmerksamkeit, steigert die Leistung
Deshalb geh oft ins Freie.

Abends: rotes Kerzenlicht heilt, candle ligth dinner,
weniger aufreibende Filme, kein Internet etc

Für einen guten Schlaf benötigt man 5 Phasen.

Wer schlafen will, aber nicht ganz durchschläft, unterteilt den Schlaf in 4 Phasen zu je 1,5 Stunden und
ein Nickerchen von 15 bis 30 Minuten in der Mittagspause, macht 5 Phasen und man fühlt sich kreativ und

fit wie ein Turnschuh.

Genau die letzte Phase hat im Schlaf gefehlt. Kein Problem für Schlaf- und Erholungstrainer.

Ein Nickerchen während der Mittagspause ist weniger ein Schlaf, sondern ein „Kreativitätstraining" oder ein Postschlaf.
Das ist optimal.
Genau das machen die berühmtesten und mächtigsten Frauen und Männer.

Was fördert Schlaf, Energie und Heilung?

- Vor dem Schlaf ist nach dem Schlaf!

- Durch die frische Luft ziehen sich die Zellen zusammen und Atmung entsteht.

- Epigenetik steuert das Erbgut. Deshalb fördern natürliches Licht, Vitamine, Durchlässigkeit, Liebe, Spiel, Atemübungen, vor dem Einschlafen das verjüngende Melatonin, die Plastizität der Synapsen und der Nervenzellen.

- Cafe, Tee strategisch, dosiert einsetzen

- Der Vorschlaf beginnt 1,5 Stunden früher. Eine volle Blase bringt es nicht, aber durstig muss auch niemand sein.

Training mit Spaß

Fokussiere dich darauf, wie du dich fühlst, will heißen, der Körper braucht Abwechslung. Einmal schneller, einmal hoch, einmal große Kurven. Deshalb macht Gehen wie eine Katze, ein Elefant, eine Ballerina, ein Pferd, ein Clown, ein Reiter, ein Fußballer Spaß, weil wir einmal die Muskeln stärken wollen und einmal die Geschwindigkeit. Das macht Sinn.

Nütze die Energie

Erst wenn die Musiker die Partitur, m, kennen, kann der Dirigent mit ihnen üben, c^2.

Kommunikations-/ Motivationsübung

▲ Stimulanz: Licht, Sonne sind die treibende Kraft.

Das Herz macht den Verstand hell oder dunkel. Ist das Herz voll von Misstrauen und Egoismus, dann findet der Verstand nicht den Weg zum Frieden.

Deshalb punktuell Augenkontakt herstellen und locker und fröhlich bleiben.

Leute, die sich nicht lieben, werden sich auch nicht einig und keine Balance erreichen.

Alles im Grunde ist faul, wenn das Herz des Menschen nicht gesund ist.

▲ Dominanz: Rhythmus

 Tiefes, würdiges Einatmen und beim Ausatmen:
 ffffffffffffff
 sich präsentieren, sich beweisen

▲ Balance: Genuss, Ernte, Würde (Seele)

Strategien für Gruppenspiele

* Stimulanz: Welche Wege gibt es?

* Dominanz: In welche Richtung?

 Balance: Wie kann ich die Konversation (das Zusammenspiel) ändern?

Neurophysik

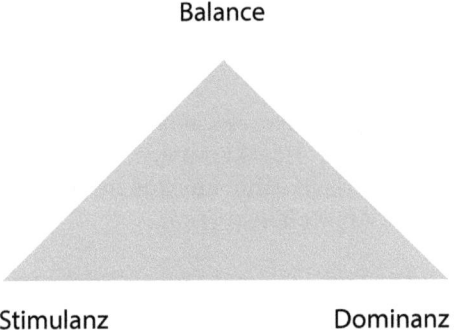

Balance

Stimulanz   Dominanz

Herz,
Kreislauf Haut,
Hormone, Muskeln

Herz & Blut

Im Blut befinden sich kleine Zellen, jede Menge Wasser, Nährstoffe, Elektrolyte und Proteine.

Herz & Lunge (+ / –)

Die Hohlräume des Herzens nennt man Kammern. Insgesamt gibt es vier Herzkammern, die mit Blut gefüllt sind und rhythmisch Blut ausstoßen. Dadurch gelangt das Blut bis in die Zehenspitzen.

Blutgefäße

Arterien und Venen durchziehen den gesamten Körper. Zu jeder Arterie gehört eine Vene, die in etwa den gleichen Durchmesser hat und in der Nähe der Arterie verläuft.

Die fünf verschiedene Gefäßarten sind:

- Arterien
- Arteriolen (Verzweigungen der Arterien)
- Kapillaren (Verbindung zwischen Blutgefäßen mit sauerstoffreichem und sauerstoffarmem Blut)
- Venolen (Verzweigungen der Venen)
- Venen

Arterien benötigen eine dickere Muskelschicht, um den Druck zu erhöhen.

In den Venen ist die Muskelschicht dünner, da es in den Venen so gut wie keinen Blutdruck gibt. Durch die Arm- und Beinbewegungen wird das Blut durch die Venen bewegt oder massiert.

Die Venen sind mit Venenklappen ausgestattet, damit das Blut nicht zurückfließen kann. Die Klappen öffnen sich in Fließrichtung des Blutes und schließen sich, sobald das Blut die Klappen passiert hat.

Tausche Sauerstoff: Kapillaren

Die Kapillaren verbinden die Arteriolen und Venolen. Die Verbindung nennt man „Kapillarbett", dadurch können wir bei Verletzung bluten.

Durch die Kapillaren gelangen lebenswichtige Stoffe in alle Zellen und Gewebe. Die Zellwand einer Kapillare ist hauchdünn.

Wenn Blut durch die Kapillaren fließt, wird Sauerstoff direkt in die Gewebsflüssigkeit abgegeben (sie „diffundiert").

Die Gewebsflüssigkeit dient als Medium, damit die lebenwichtigen Stoffe zu den Zellen gelangen.

Am Ende der Kapillaren werden Abfallstoffe aus dem Gewebe sowie Kohlendioxid zum Abtransport in die Venen ausgeleitet und an den dafür vorgesehenen Orten abgegeben, damit sie aus dem Körper ausgeschieden werden können. Das Kohlendioxid wird über die Lunge ausgeatmet.

Stimulanz

Der Blutdruck beschreibt die Kraft, die das Blut besitzt, wenn es gegen die Wand einer Arterie drückt. Im Flucht- oder Kampfmodus schüttet der Körper das Hormon Adrenalin aus, das die Herzfrequenz erhöht. Dadurch steigt der Blutdruck.
Auch zu viel Salz (Natriumchlorid) lässt den Blutdruck steigen.
Der optimale Blutdruckwert liegt derzeit bei 120/80.
Sollte der Arzt den Blutdruck messen, sind durch die Aufregung 140/90 normal.

Dominanz

Die Arteriosklerose (Arterienverhärtung, Gefäßverkalkung) ist auf verengte Arterien zurückzuführen. Durch den verminderten Blutfluss entstehen Sauerstoff- und Nährstoffmangel (–), was zu Stoffwechselstörungen und Symptomen wie Müdigkeit führen kann.

Balance

Das Rauchen ist aufzugeben – es ist auch unnötig.

Wasser trinken unterstützt den Körper und ist ein Ritual, um die Stimmung ganztägig zu stabilisieren.

Ballaststoffe ernähren die Darmbakterien, stärken das Immunsystem, das Gehirn im Bauch.
Sie können Ihren Blutdruck durch sportliche Betätigung und über Gefühle und Emotionen selbst beeinflussen.

Haut

Woher weiß Ihr Körper, ob es warm, kalt oder frisch ist?

Die Haut, die Dermis, insbesondere die Enden der Nerven, erkennen als Rezeptoren, was los ist. Die Nerven geben die Information an das Gehirn weiter.

Nervenfasern durchziehen jeden Quadratmillimeter unseres Körpers, insbesondere der Haut.

Das Nervensystem unterteilt sich in Gehirn, Rückenmark und Nervengewebe. Das Neuron besteht aus Zellkörper, Zellkern und Organellen. Neuronen (Nervenzellen) sind die Rechner im Körper, sie empfangen und senden elektrische Impulse (Signale).

Die Dendriten, die für das Lernen zuständig sind, empfangen Signale. Das Axon versendet Signale.

Nervenzellen (Neuronen) reagieren auf Reize wie Kälte, Hitze, Schmerz, Berührung ... und kontrollieren viele Aktivitäten des Körpers wie die Hormone. Das Neuron wird zum Beispiel von den Gliazellen ernährt und gestützt.

Ausgewogene Ernährung, Ballaststoffe, die die Darmbakterien richtig ernähren, das Immunsystem stärken, reichlich Vitamin B, Tiefschlaf, sportliche Betätigung etc. – all das beugt Nervenerkrankungen vor.

Nerven stärken

Bewegung und Muskeln

Muskeln bestehen aus Fasern. Zwischen den Faserbündeln befindet sich ein gitterartiges Bindegewebe, durch das Nerven und Blutgefäße ziehen, um den Muskel zu versorgen und zu heilen.

Auch der Herzmuskel ist ein Muskel.

Beanspruchte Muskelzellen stellen Proteine her, die im Tiermodell vor Stress etc. schützen und die Nervenzellen stärken. Dadurch kann der Geist besser arbeiten und sich tatsächlich erholen.

Muskeln sind ein Stoffwechselorgan, stützen den Körper, fordern und bessern das Immunsystem, stabilisieren und machen so einfach klug.

Anfänger machen alles richtig, da sie anfangen

Flavonoide und Vitamine wirken verjüngend. Diese finden sich hauptsächlich im farbenprächtigen Gemüse wie in Tomaten, Paprika etc.

Was passiert durch Rhythmus?
Ich komme in die Bewegung hinein ... Glück entsteht
Ich lerne neue Leute kennen..

Mehr Energie durch Geist, Urimpuls

Zwei Bäume stehen am Flussrand.

Zufällig fliegt ein Vogel – sagen wir, ein Adler – vorbei und sagt: „Morgen, Jungs! Wie ist die Erde?"

Die zwei Bäume denken eine Weile nach, und schließlich ruft einer dem Adler nach: „Was ist Erde?"

Was uns verzaubert ist das Bezugsdenken, der Einklang von Geist und Materie, denn das Eine bringt das Andere hervor.

Übung: Wie geht das?

Für die Bäume ist die Erde eine Selbstverständlichkeit.

- Was um die Bäume, Äste und Wurzeln ist, trägt sie.
- Was um uns herum ist, trägt uns.
- Energie bemerken wir nicht gleich, weil es selbstverständlich wirkt …!

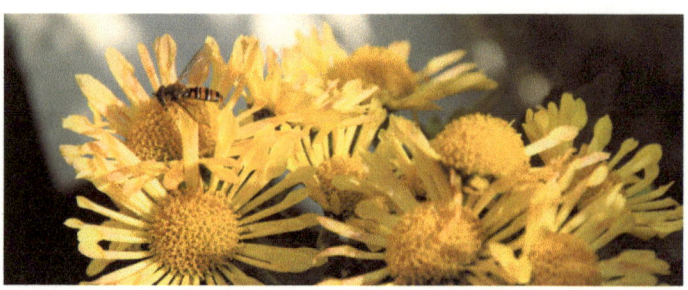

Neurophysik

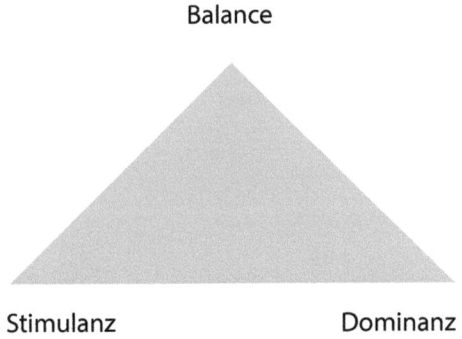

Balance

Stimulanz · Dominanz

Seal the deal: Leben

Seal the deal: Leben

1. Popmusiker und Spitzensportler finden sofort die Stimmung und insbesondere die Reaktion.

2. Was bringt, was?

| Vertrauen: | ↓niedrig | Vertrauen: | ↑hoch |
| Handeln: | ↓niedrig | Handeln: | ↑hoch |

3. Ballaststoffe kurbeln die Enzyme an. Enzyme helfen den Körper zu entgiften.

4. Musik wirkt doppelt erklärend, indem sie den Glauben an uns stärkt und die Stimmung vorhersagt.

5. Love is in the air: Geh in der Früh hinaus und nütze abends das rote Licht.

6. Die Fitnessrate
- Stimulanz: Meister der Vision, der Klarheit
- Dominanz: Meister der Inspiration, des Rhythmus
- Balance: Meister der Zeiterfüllung

7. Wasser ist das wichtigste Nahrungsmittel.

8. Die Pendelbewegung beim Faszientraining macht Sinn und Energie.

9. Kung Fu heißt so viel wie: Übung macht den Meister. Wenn wir im Kopf frei sind, können wir gewinnen.

10. Das Zwerchfell ist der Herrscher der Lunge.

Wer den Blick hebt,

sieht mehr

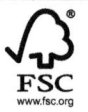